DU CROUP

DES ENFANS;

ou

EXPOSÉ SUCCINCT DE L'HISTOIRE GÉNÉRALE, DU SIÉGE, DE LA DURÉE, DU PRONOSTIC ET DU TRAITEMENT DE CETTE GRAVE MALADIE, PROPRE A METTRE TOUT LE MONDE A MÊME DE LA DISTINGUER D'AVEC LES AFFECTIONS AVEC LESQUELLES ELLE PEUT ÊTRE CONFONDUE ; TERMINÉ PAR PLUSIEURS OBSERVATIONS PARTICULIÈRES ;

Par P. VIGNES, de Castelfranc,

DOCTEUR EN MÉDECINE DE LA FACULTÉ DE PARIS , MÉDECIN DU BUREAU DE CHARITÉ DU PREMIER ARRONDISSEMENT DE PARIS, EX-MÉDECIN ORDINAIRE DES HOPITAUX MILITAIRES, MEMBRE DE PLUSIEURS SOCIÉTÉS DE MÉDECINE.

PRIX : 2 fr. 25 c., et 2 fr. 40 c. par la Poste.

A PARIS,

Chez { L'Auteur , rue de la Ville-l'Évêque , n° 42.
       Les Libraires de l'École-de-Médecine ;
       Les Marchands de Nouveautés.

1826.

DU CROUP

DES ENFANS;

ou

EXPOSÉ SUCCINCT DE L'HISTOIRE GÉNÉRALE, DU SIÉGE, DE LA DURÉE, DU PRONOSTIC ET DU TRAITEMENT DE CETTE GRAVE MALADIE, PROPRE A METTRE TOUT LE MONDE A MÊME DE LA DISTINGUER D'AVEC LES AFFECTIONS AVEC LESQUELLES ELLE PEUT ÊTRE CONFONDUE ; TERMINÉ PAR PLUSIEURS OBSERVATIONS PARTICULIÈRES ;

Par P. VIGNES, de Castelfranc,

DOCTEUR EN MÉDECINE DE LA FACULTÉ DE PARIS, MÉDECIN DU BUREAU DE CHARITÉ DU PREMIER ARRONDISSEMENT DE PARIS, EX-MÉDECIN ORDINAIRE DES HOPITAUX MILITAIRES, MEMBRE DE PLUSIEURS SOCIÉTÉS DE MÉDECINE.

> Le croup est très-promptement mortel, si on ne lui oppose le traitement convenable *dès son invasion ;* un retard de quelques heures peut être *fatal.* Il importe donc bien aux pères et mères de savoir distinguer les symptômes qui le caractérisent, aussitôt qu'ils se manifestent, afin de s'entourer d'un médecin, ou d'administrer eux-mêmes les premiers moyens, indiqués ailleurs, si on n'était pas à portée d'avoir de suite un homme de l'art.

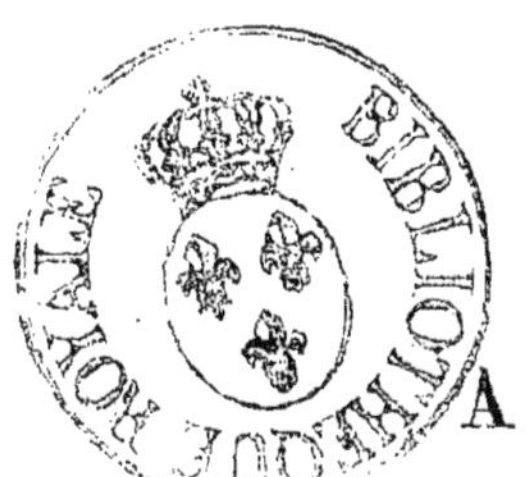

A PARIS,

Chez { L'AUTEUR, rue de la Ville-l'Évêque, n° 42.
LES LIBRAIRES DE L'ÉCOLE-DE-MÉDECINE ;
LES MARCHANDS DE NOUVEAUTÉS.

1826.

AVERTISSEMENT.

LE Croup est une de ces effrayantes maladies qui ne font grâce à aucun individu qui en est atteint, si on ne lui oppose, *dès les premières heures de son invasion,* les moyens héroïques qui en arrêtent presque toujours la marche. Mais, malheureusement, le médecin n'est appelé le plus souvent, pendant ce temps, que quand les symptômes s'annoncent avec *violence, et un danger imminent!* Or, cette invasion inopinée étant la moins commune, il en résulte qu'il y a plus de victimes que de guerisons ; car le Croup se montre au contraire, fréquemment, sous l'apparence trompeuse d'une maladie peu ou point dangereuse qui lui ressemble plus ou moins, et avec laquelle les gens étrangers à la médecine le confondent presque toujours, et restent ainsi dans une fausse sécurité pendant que la maladie ne cesse cependant pas de faire des progrès tels, que bien souvent il n'est plus possible d'y remédier, lorsque, devenant plus menaçante, ils se décident à appeler un homme de l'art. Plusieurs des maladies qui affligent l'espèce humaine peuvent se guérir par les inappréciables efforts conservateurs de la nature ; mais *jamais* le Croup, abandonné à lui-même ou traité quelques heures trop tard, ne permet d'espérer cette heureuse terminaison ; parce qu'il se forme, en général, une fausse membrane dans le conduit aérien, qui oppose un obstacle au passage de l'air, essentiellement nécessaire à l'entretien de l'individu ; d'où il résulte, *dans les deux cas ci-dessus,* qu'il y a autant de victimes que d'enfans affectés de cette maladie : aussi, les tendres mères frémissent-elles au seul nom de *Croup!*

Mais comment les personnes étrangères à la médecine auraient-elles pu jusqu'ici se mettre à même de distinguer les symptômes de cette cruelle affection? car elles n'avaient à leur portée aucun moyen entre les mains; ce n'est que par hasard, ou par une triste expérience dans leurs familles, qu'elles apprenaient imparfaitement à connaître quelques symptômes du Croup. La plupart des nombreux ouvrages qu'on a écrits sur ce sujet étant trop volumineux, même pour l'avantage de la science; d'un autre côté, n'étant écrits que pour les médecins, ils sont en quelque sorte hors de leur portée. Ajoutons à cela, la négligence qu'on a, en général, pour la conservation de la santé, quoique, à mon avis, elle soit le bien le plus précieux qu'on puisse posséder, comme certains philosophes de l'antiquité l'avaient si justement avancé.

Pénétré donc des ravages que le Croup exerce, faute d'en connaître à temps les symptômes, et persuadé qu'on peut au contraire sauver presque tous les enfans en leur prodiguant de prompts secours (l'expérience le prouve), j'ai pensé qu'on pourrait atteindre cet heureux résultat en mettant un traité succinct de cette maladie à la portée de tout le monde, au moyen duquel il serait facile de distinguer ses véritables symptômes, sinon toujours parfaitement, du moins dans le plus grand nombre de cas, et les soupçonner dans les autres, et indiquer suffisamment par-là ce qu'on a à faire dans une circonstance si urgente. Tel a été le but que je me suis proposé en publiant cet opuscule.

Cependant, avant de m'y déterminer, j'ai examiné s'il pourrait devenir une arme de plus pour le charlatanisme, *si répandu et si peu réprimé dans tous les temps;* mais la gravité du Croup et les secours qu'il exige ne permettent point de le craindre. Mon seul désir, comme je le fais sentir ailleurs, a été de mettre les pères et mères à même de distinguer les symptômes de cette redoutable maladie, et l'imminent danger qu'il y a d'en négliger le traitement, même de quelques heures; c'est le seul moyen de ravir à une mort certaine une foule d'enfans qui en sont attaqués durant la saison froide et humide.

Si quelques-uns voulaient me faire un crime de mettre un livre de plus entre les mains des gens du monde, *si avides de porter des jugemens sur des cas qu'ils ne comprennent qu'imparfaitement,* et qui peuvent cependant être si préjudiciables, comme on le voit toujours : *judicium difficile,* le jugement est difficile; *experientia fallax,* l'expérience est dangereuse, *a dit Hippocrate;* il leur sera facile, s'ils veulent me lire, de voir qu'il ne peut nullement leur servir dans ce sens, comme je viens de le dire, et, je crois, de le prouver. J'aime au contraire à me persuader qu'il pourra remplir, jusqu'à un certain point, le but que je me suis proposé, et que quelques personnes auront à se louer de l'avoir lu, seulement pour les avoir mises en état de discerner le moment de faire soigner en temps opportun leurs enfans. Cet opuscule, enfin, ne ressemble en rien à ces ouvrages dangereux *dont l'autorité devrait faire justice,* où les auteurs prônent *un seul remède violent,* comme un spécifique pour toutes les maladies; *triste secret de l'ignorance et de l'ambition la plus immorale!* Mon travail et mes intentions pourraient être au contraire assimilés à celui qui, s'il était possible, ferait connaître les signes d'une *apoplexie foudroyante assez tôt,* pour prévenir une mort aussi certaine, mais plus prompte, il est vrai, que dans le Croup. Or, je doute que personne mît en question le bienfait de son auteur envers l'humanité.

Les matières qui composent ce traité succinct, sont disposées de la manière suivante : Après la synonymie du croup, je fais 1°. son histoire générale; 2°. j'indique son siége; 3°. sa classification; 4°. les symptômes, en les comparant à ceux des autres maladies avec lesquelles ils peuvent être confondus ; 5°. je parle de sa durée et du pronostic; 6°. du traitement, en indiquant ce que les personnes étrangères à l'art de guérir peuvent ou doivent même faire *d'abord,* si elles ne peuvent pas avoir un médecin *de suite ;* viennent ensuite huit observations qui me sont particulières, et qui tendent à prouver l'avantage inappréciable de ce que j'ai avancé.

DU CROUP.

SYNONYMIE.

LES médecins ont successivement donné plusieurs dénominations différentes à la maladie dont je m'occupe (1). Les unes, trop générales, ne la déterminent pas suffisamment ; quelques-unes, trop restreintes, ne conviennent qu'à quelques variétés ; d'autres présentent une fausse signification, et propre à induire en erreur. A la vérité, elles indiquent toutes la difficulté de respirer, l'altération du timbre de la voix, et l'imminence de la suffocation ; mais elles ne parlent point assez sur le mode d'altération. Le mot *croup*, généralement employé en *Écosse*, l'a été également dans tous les autres pays, et c'est celui qui a été enfin adopté par tous les médecins.

HISTOIRE GÉNÉRALE.

On est justement étonné, dit Schwilgué (*Dissertation sur le Croup*, 1802), en lisant les ouvrages des anciens observateurs, de ne trouver nulle part quelqu'indice sur le croup. On se demande comment une affection aussi grave a pu leur échapper ? N'a-t-elle pas été confondue avec des maladies analogues, telles que l'*angine trachéale*, les toux dites *suffocantes*, *férines*, etc.? Cela paraît très-probable.

M. *Pinel*, qui a fait beaucoup de recherches dans les auteurs anciens et modernes, dit également qu'il ne paraît pas

---

(1) *Cynanche stridula*, Wahlbom ; *morbus truculentus*, Van-Bergen ; *angina suffocatoria*, Engstroem ; *croup et suffocatio stridula*, Home ; *angina polyposa*, Michaelis ; *cynanche trachealis humida*, Rush ; *croup muqueux*, Lentin ; *orthopnée membraneuse*, Lundun, etc.

avoir été des premiers. En effet, ce n'est qu'en 1576 que *Baillou* semble avoir observé l'altération pathologique qu'on rencontre chez les individus qui y succombent. Mais c'est vers le milieu du dix-huitième siècle que cette maladie a été plus génénéralement connue , et décrite presqu'en même temps en *Italie* par *Ghisi,* médecin de Crémone , qui en observa une épidémie pendant les années 1747 et 1748 (1) ; en *Amérique,* et dans plusieurs autres pays du nord , par *Struve, Starr, Berigius,* etc. Depuis cette époque , on a vu paraître plusieurs monographies , parmi lesquelles on doit distinguer celles de *Home*, médecin à Edimbourg , et de *Schwilgué,* en France , etc. Mais le concours sur cette maladie , ouvert en 1807, a particulièrement avancé son histoire et son trai- tement. Il parut un résumé de tout ce qui avait été recueilli jusqu'alors sur cette affection , lequel est très-remarquable.

Le croup peut se développer dans les lieux secs , humides ; mais il règne plus particulièrement dans les endroits froids et humides , notamment dans le voisinage de la mer, des grandes rivières et des marais. Il peut aussi se manifester dans toutes les saisons de l'année par des circonstances parti- culières ; mais ce n'est ordinairement qu'à la fin de l'au- tomne, durant l'hiver et le printemps , qu'il exerce ses ra- vages. *Bloom* en observa une épidémie pendant le printemps de 1765 et l'automne de 1768 ; *Salomon,* également durant les mêmes saisons ; *Van-Bergen, Wahlbom* et *Michaelis,* pendant l'hiver. Ce dernier l'observa à *New-Yorck,* sous l'in- fluence d'un froid sec et rigoureux. Pendant celle qu'on ob- serva à Francfort, la constitution atmosphérique fut alterna- tivement froide, sèche et humide. Enfin , l'épidémie de *Cal- mar* (Suède) se remarqua pendant les pluies abondantes du mois de décembre 1765 ; elle cessa pendant un froid sec de

---

(1) On voit, d'après ces dates , que le reproche qu'on a fait à la vaccine d'occasionner le croup n'est pas juste , puisqu'il était connu avant que M. le duc de Larochefoucault-Liancourt n'eût introduit le précieux préservatif de la variole en France.

janvier, et reparut avec le renouvellement des pluies au mois de février suivant. On observe qu'il est endémique (habituel) sur les côtes de l'Écosse et dans certaines contrées de la *Suède*, voisines de la mer ; mais il ne règne communément que d'une manière *sporadique* (répandu çà et là), et sans se *communiquer d'un individu à un autre*. Le passage rapide du chaud au froid est une des causes qui peut donner plus particulièrement lieu à son développement ; les vents coulis, celui qui passe entre une porte ou fenêtre mal fermée, et qui frappe les enfans dans leur lit durant leur sommeil, est peut-être une cause plus fréquente qu'on ne le pense ; et l'exposition longue au froid ou à l'humidité.

Cette maladie accompagne souvent les épidémies de catarrhe pulmonaire, d'angine grave, de petite-vérole confluente et de rougeole ; elle attaque les deux sexes. *Michaelis, Lentin* et *Boehmer*, prétendent que les garçons y sont plus sujets que les filles. Il peut atteindre tous les âges ; mais c'est l'enfance qui en est particulièrement affectée, depuis l'âge de dix-huit mois environ jusqu'à sept ans ; et depuis ce dernier âge jusqu'à la puberté, il est plus fréquent qu'aux époques plus avancées de la vie. On ne voit le croup affecter presque jamais les enfans pendant leur allaitement. Il peut attaquer *plus d'une fois le même individu*, mais cela est rare. *Home*, en Écosse, et *Vieusseux*, en France, citent de ces exemples ; et le médecin conçoit facilement que l'inflammation qui le caractérise peut se renouveler aussi bien dans le conduit aérien que dans toute autre partie du corps. On voit quelquefois plusieurs enfans de la même famille être atteints du croup, soit en même temps, soit successivement ; tandis que dans d'autres circonstances, il n'y en a qu'un d'affecté sur plusieurs, malgré que le petit malade joue avec les autres. Quelques auteurs, même de nos jours (en Angleterre), ont conclu de ce premier fait que le croup est contàgieux ; mais ce fait n'est nullement concluant, et on sait aujourd'hui que cette prétendue contagion est le plus souvent due à la

même cause atmosphérique, sous l'influence de laquelle plusieurs individus se trouvent.

Le croup semble atteindre de préférence les enfans qui
jouissent d'une bonne santé et dont le teint est plus ou moins
fleuri ; ceux qui ont une toux, soit habituelle, soit peu an-
cienne ; ceux qui ont éprouvé récemment des catarrhes des
poumons, des rougeoles, des scarlatines ; ceux attaqués de
la variole confluente, et ceux qui sont d'une faible constitution ou valétudinaires. Souvent il attaque d'une manière
très-brusque sans cause connue bien appréciable, sauf l'état
de l'atmosphère ; mais le plus communément il ne présente
d'abord que les symptômes d'un rhume plus ou moins fort,
soit coryza (dit rhume de cerveau), avec des éternuemens
plus ou moins fréquens, soit une toux avec gêne de la respiration, tristesse, perte de l'appétit, fièvre ou agitation seulement dans le pouls, etc. Mais bientôt, *un jour ou deux
après*, le timbre de la voix change, devient *aigu*, tantôt
sifflant, comme s'il sortait d'un *tuyau d'airain*, ou semblable au *cri d'un jeune coq*, tantôt *glapissant* (aboiement
du chien), et tantôt *rauque* (*rude, âpre*). La toux n'est
pas toujours fréquente ; elle se renouvelle par quintes avec
suffocation imminente. Tous ces symptômes n'existent pas
chez le même individu, un ou deux suffit pour caractériser
l'existence du croup. Quand il s'annonce sous la forme de
rhume, comme il vient d'être dit, et qu'il est encore douteux, il faut exercer une grande surveillance sur les enfans,
et leur prodiguer le plus tôt possible les secours convenables
quand il existe ; une négligence de quelques heures peut être
fatale au petit malade, je le répète. Je décrirai plus loin
tous les symptômes de la maladie avec plus de soin et de détail, afin qu'on puisse distinguer le croup d'un rhume, etc.
Enfin, cette maladie offre beaucoup de variétés dans son invasion, sa marche, son intensité, sa durée et sa terminaison. Cette dernière est de trois, quatre ou cinq jours, ce
qui est subordonné à la plus ou moins grande violence de
l'inflammation du larynx et de la trachée artère, où

il a son siége. Quand elle est portée au plus haut degré d'intensité, le croup peut être mortel dans l'espace de six à quarante-huit heures.

Des auteurs rapportent aussi qu'on l'a vu se prolonger jusqu'au dix-huitième jour, et d'autres ajoutent qu'il peut devenir chronique (prolongation longue), et se terminer tantôt bien, tantôt mal : mais ces deux derniers cas sont extrêmement rares, ils n'ont même pas été bien constatés.

Tous les auteurs s'accordent à dire, *que la mort est une des terminaisons les plus fréquentes du croup* : je crois pouvoir assurer que la plupart des malades *guériraient, s'ils étaient secourus dès le premier temps de son développement*; ma propre expérience m'autorise à avancer cette assertion; d'ailleurs, dans la plupart des cas funestes que les praticiens citent, les enfans n'avaient été soignés que plusieurs jours après l'invasion de cette cruelle maladie. Quand la mort en est le terme, elle arrive quelquefois subitement au milieu d'une rémission trompeuse (calme momentané des symptômes); elle doit être attribuée à la suffocation qu'amène la formation d'une fausse membrane dans le conduit aérien, que je vais décrire succinctement dans l'article suivant, laquelle intercepte plus ou moins vite le passage de l'air: elle est sans doute due aussi, dans quelques cas, à l'état de spasme des parties qui concourent à l'acte de la respiration.

Lorsque le croup se termine favorablement, les phénomènes se dissipent graduellement, et il ne reste qu'un peu de toux et d'enrouement, et quelquefois point. On a vu cette maladie suivie d'une *phthisie pulmonaire*, d'une *expectoration de longue durée; Callisen* et *Ghisi* en citent des exemples. Le croup doit sans doute offrir des variations dans les symptômes, selon les divers climats, et les constitutions des individus; mais les observations particulières tracées par les médecins qui ont pratiqué dans des pays différens, ne présentent rien d'assez satisfaisant pour qu'on puisse distinguer ce qui appartient à la maladie de ce qui dépend du lieu qu'habite la personne affectée. On peut en dire autant de l'influence des saisons. Mais une chose qu'on croit pouvoir assurer, c'est que le croup est moins dangereux chez les adultes que chez les enfans : l'anatomie de ces âges peut expliquer cette différence. Chez l'enfant, le larynx et la trachée-artère sont proportionnellement moins développés que chez les individus qui ont atteint l'âge de la puberté.

SIÉGE.

Le croup a son siége dans le conduit *aérien*, c'est-à-dire, dans le *larynx et la trachée-artère*, d'où il se propage quelquefois dans les bronches. Avant d'aller plus loin, il est utile de donner une idée sommaire du larynx, de la trachée et des bronches.

Le conduit aérien est placé à la partie antérieure du cou, depuis la partie postérieure de la base de la langue jusqu'à l'entrée des os de la poitrine, où il se divise en deux branches, appelées *bronches*, qui vont se distribuer aux poumons, devant les vertèbres du cou et l'œsophage, recouvert en devant par la peau et quelques muscles minces interposés. Ce conduit se divise en deux parties principales ; savoir : en *larynx* et en *trachée-artère*.

Le larynx forme la partie supérieure, la plus saillante et la plus courte de ce conduit général. Cinq cartilages le composent, un en haut et en devant, et le plus grand, nommé *thyroïde*, à cause de sa ressemblance avec un petit *bouclier ;* un en bas, en forme d'anneau, appelé *cricoïde ;* deux en haut et en arrière, désignés par le nom d'*arythénoïdes*, espèces d'entonnoirs ; le cinquième et dernier, en haut, développé en forme de langue, appelé *épiglotte*. De l'arrangement et de la disposition de ses parties, résulte une espèce de boîte allongée, dont l'ouverture supérieure, appelée la *glotte*, répond à la base de la langue. Le larynx forme cette sorte de *bosse* qu'on remarque au haut et au devant du cou, de l'homme, et *que le vulgaire dit être la pomme qu'Ève donna à Adam, et qui s'arrêta là.*

L'intérieur du larynx offre en haut et en bas des espèces de cordes ligamenteuses, dans l'intervalle desquelles sont de petites fosses nommées *ventricules du larynx.* Les ligamens inférieurs portent le nom de *cordes vocales,* parce qu'elles contribuent à la formation de la voix.

La *trachée-artère* est un conduit cylindrique (rond) et allongé ; c'est la continuation du larynx, et qui se propage, comme il a été dit, jusqu'à l'entrée de la poitrine, où elle se divise en deux branches appelées *bronches.* Elle est située au-dessous du larynx, devant la colonne vertébrale et l'œsophage, et recouverte, comme le larynx, par la peau en devant et quelques muscles minces interposés ; elle se compose de petits cartilages en forme de cerceaux ; leur assemblage forme un tuyau cylindrique dont on aurait retranché le cinquième postérieur. Les espaces qui se trouvent entre ces cerceaux sont remplis par une petite bande ligamenteuse qui permet une grande mobilité aux différentes pièces de la trachée-artère : le nombre des cerceaux est de seize à vingt.

L'intérieur du larynx et de la trachée-artère est tapissé par une membrane muqueuse, la même que celle de la bouche, des bronches, des poumons, etc., etc. Il s'y distribue des artères, des veines et des nerfs, liés ensemble par du tissu cellulaire.

Les bronches ont la même forme que la trachée, mais elles sont plus petites ; elles se composent des mêmes parties qu'elles ; elles se distribuent aux deux ponmons pour y introduire l'air, qui entre par le larynx et la trachée-artère.

Le croup consiste dans une inflammation de la membrane muqueuse de ces parties ; elle s'étend plus ou moins : quelquefois elle se borne à la portion de membrane qui tapisse l'intérieur du larynx ; d'autres fois à celle de la trachée-artère ; tantôt à ces deux parties à la fois ; tantôt elle se propage jusque dans les ramifications des bronches. La partie qui est le siége de l'inflammation est plus ou moins douloureuse et

rouge ; elle se tuméfie, ses vaisseaux sont plus apparens ; cependant, l'augmentation de la rougeur n'est pas constante,
ou bien tous les points enflammés ne sont pas également
rouges. C'est la partie postérieure de la trachée et les intervalles qui existent entre les cerceaux qui le sont davantage ;
mais on n'y trouve point d'altération. Telles sont, en général, les remarques des praticiens.

Dans cet état du croup, la sécrétion du mucus (humeur)
qui lubréfie (humecte) les conduits aériens, est altérée. Au
lieu d'une humeur visqueuse (gluante) un peu filante, non
coulante, on trouve ordinairement une couche, espèce de
peau (membrane) formée par une sécrétion extraordinaire de
l'humeur qui la compose, en s'épaississant comme une espèce de couenne, et de mucosités écumeuses semblables à du
pus. Ces couches, qui conservent la forme du conduit aérien
dans lequel elles se forment (ressemblant à un tuyau), varient en étendue ainsi que l'inflammation ; souvent elles se
continuent dans les divisions des bronches. Tantôt le conduit aérien est entièrement gorgé ; d'autres fois les ramifications le sont seulement ; mais il reste toujours de l'espace
pour donner passage *à une partie seulement*, mais insuf-
fisante pour la vie de l'individu. La concrétion (épaississement) est souvent de forme membraneuse dans le larynx, la
trachée-artère, et les premières divisions des bronches ; tandis qu'elle est pulpeuse (charnue) dans leurs dernières ramifications (dans la substance des poumons).

La concrétion couenneuse est grise ou blanche, quelquefois tachetée de rouge et rarement noirâtre. Son épaisseur,
sa consistance et ses adhérences (collement) varient aussi.
Ordinairement elle se détache sans se déchirer. Cette concrétion offre toutes les propriétés de l'albumine coagulée
(semblable à du blanc d'œuf épaissi). Elle ne se fond point
dans l'eau froide ni dans l'eau bouillante : mais elle se dissout dans les alcalis étendus d'eau par l'intermède de la
chaleur.

Ce sont des portions plus ou moins étendues de cette

couenne que l'on rend souvent, sous forme de tube, par les efforts de la toux et du vomissement. On rend aussi quelquefois des mucosités écumeuses et limpides; quand elles sont jaunâtres elles ressemblent à du pus.

CLASSIFICATION.

Le croup doit être classé parmi les inflammations des membranes muqueuses, c'est-à-dire de celles de l'intérieur du nez, des yeux, de la bouche, des poumons, de l'estomac, des intestins. Il a son siége dans des parties semblables, et la plus grande analogie avec les inflammations qui s'y développent; et si le boursoufflement de la membrane, où il a son siége, qui en résulte, ne portait pas obstacle au passage de l'air, indispensable à l'entretien de la respiration, cette maladie ne serait pas plus dangereuse que les inflammations des autres membranes muqueuses dont il vient d'être question. Enfin, le croup est semblable en tout aux catarrhes de ces parties; il y a tuméfaction et douleur, *mais légère*, augmentation de rougeur; la sécrétion de l'humeur qui humecte l'intérieur du larynx et de la trachée-artère *est d'abord supprimée, puis elle augmente*, et c'est dans *ce dernier cas que la maladie devient surtout dangereuse!* C'est avant cela qu'il importe d'enrayer cette inflammation; car il ne paraît point douteux que le succès du traitement ne consiste dans l'*empéchement* de cette sécrétion; il est probable aussi qu'il est encore temps d'espérer de sauver le malade, au moment où la sécrétion recommence à se faire, mais c'est plus douteux que dans le premier cas, puisque à cette époque le mucus est encore filant, et qu'il n'y a pas encore d'embarras dans le conduit aérien; mais il ne tarde pas à devenir consistant et opaque, et très-souvent il se concrète sur la surface enflammée, *d'où le grand danger!* car on ne fait pas rétrograder la sécrétion du mucus déjà épaissi. On sera probablement toujours dans l'impossibilité de détruire cette concrétion (épaississement). Le croup est souvent épidémique comme les autres catarrhes; et, comme eux, il survient durant les saisons humides, après un refroidissement subit, etc.; mais c'est avec le catarrhe pulmonaire qu'il a la plus grande analogie (1). En effet, on voit la même nature d'expectoration, la même altération du mucus, les mêmes concrétions couenneuses et pulpeuses (charnues), et une partie des mêmes symptômes. Au reste, l'inflammation des bronches fait presque toujours partie du croup; et la trachée-artère participe fréquemment à leur affection, dans le catarrhe pulmonaire et les pneumonies.

Le croup n'ayant été bien observé que vers le milieu du siècle dernier, on se demande si cette maladie est la même que l'angine laryngée et trachéale inflammatoire de *Boerhaave*? Plusieurs médecins les ont confondues; *Michaelis* l'a distinguée. *Cullen* reste indécis.

Dans l'une et l'autre de ces maladies, il y a rougeur de la membrane muqueuse; elles sont toutes les deux très-dangereuses et promptement mortelles. Les symptômes essentiels de l'une et de l'autre sont très-ressemblans; la voix est altérée, la respiration très-gênée et la suffocation imminente; mais ce qu'il y a de distinctif, c'est que dans l'angine de Boerhaave la sécrétion de la mucosité des parties atteintes est supprimée pendant plus long-temps que dans le croup, ce qui ne paraît avoir lieu dans ce dernier cas, que lors des premiers momens de l'invasion de la maladie; et bientôt, elle est fortement augmentée. *L'angine laryngée attaque de préférence les adultes*, tandis que le *croup n'affecte presque jamais que les enfans*. Les mêmes causes occasionnent cependant le croup et l'angine laryngée de Boerhaave; la douleur est très-forte dans *celle - ci*, tandis que dans *le croup elle est modérée ou nulle*; tous les symptômes se soutiennent aussi dans l'*angine*, au lieu que dans le *croup il y a souvent des rémissions*. Telles sont à-peu-près les différences

---

(1) C'est avec ce catarrhe qu'il a sans doute été confondu aussi par les anciens.

et les similitudes qui existent entre ces deux maladies graves. Il me semble qu'on pourrait ne voir qu'une seule et même maladie dans ces deux cas, c'est-à-dire un catarrhe du conduit aérien, qui n'auraient d'autres différences que l'intensité plus grande des symptômes, et une suppression plus prolongée de la sécrétion muqueuse dans l'angine de Boerhaave que dans le croup.

Le croup n'est pas toujours seul ; il se trouve quelquefois compliqué avec la fièvre inflammatoire (angioténique), bilieuse, etc. Il coexiste très-fréquemment avec le catarrhe pulmonaire (des poumons) ; ou plutôt c'est à l'occasion du croup que ce dernier se développe. La péripneumonie, la pleurésie peuvent s'y joindre aussi pendant son existence. Les tonsilles s'enflamment souvent pendant son cours, ainsi que la base de la langue, *comme M. le docteur Chamerlat* l'a observé plusieurs fois. Le croup paraît souvent au milieu de la petite-vérole confluente, vers l'époque où la suppuration s'établit, du sixième au huitième jour à-peu-près.

SYMPTOMES (*Diagnostic*).

Le plus souvent le croup n'offre en premier lieu que les symptômes d'un rhume plus ou moins intense ; ce rhume commence, tantôt par un coryza (dit rhume de cerveau) avec éternuement, tantôt par un rhume ordinaire *fort*, accompagné de toux et d'un peu de gêne dans la respiration : et c'est à celle - ci qu'il importe de faire attention. Voici le moyen, souvent unique dès le principe, de découvrir ou du moins de pouvoir le soupçonner : lorsque l'air entre et sort par le conduit aérien on entend, en portant l'oreille contre la partie antérieure du cou, un son *rude, âpre* (1), plus ou moins prononcé, souvent à peine

---

(1) Je ne sache pas que les praticiens aient indiqué ce moyen de diagnostic pour découvrir les premières traces du croup dans les cas encore douteux. Cependant il est bien important de ne pas le négliger ; il m'a servi plus d'une fois.

sensible ; mais il ne tarde pas à augmenter, et pour peu qu'on entende de la *rudesse*, il faut être alors très-attentif (1) ; il indique déjà le commencement de l'obstacle pour l'air, ou la fausse membrane, etc. Le coryza et le rhume des bronches, etc., laissent souvent dans une fausse sécurité, pendant un, deux, trois jours, et quelquefois davantage ; ils n'existent pas ordinairement tous les deux à la fois, le coryza cesse en partie, et le rhume des voies aériennes lui succède. Pendant ce temps le petit malade est *triste*, le pouls *faible* et la chaleur de la peau *plus ou moins développée* ; l'appétit se *perd* en partie ou en *totalité. Bientôt après cet état de choses, le timbre de la voix change*, devient *rauque* (rude, âpre), et peut se perdre *totalement* ; l'inspiration de l'air est *sifflante* et donne un son particulier, comparé au *glapissement* (aboiement du chien), au *cri aigu d'un jeune coq*, ou au sifflement d'un *tuyau d'airain :* quelquefois l'expiration (sortie de l'air) produit ces mêmes phénomènes ; mais la *toux* les présente à un *haut degré, surtout lors de l'inspiration de l'air.* Le malade se plaint un peu, quelquefois beaucoup, d'une douleur au larynx, où il porte aussi quelquefois la main. La *respiration* devient *difficile*, le pouls *fréquent*, mais il est ordinairement *faible.* La *toux* se renouvelle par *quintes*, tantôt souvent, tantôt au bout d'une demi-heure, d'une heure ou davantage. Durant les intervalles qu'elle laisse, il y a souvent *beaucoup de calme, toujours trompeur*, car la marche de la maladie n'en continue pas moins. Durant la toux, le malade rend quelquefois, au milieu des *secousses*, ou des *vomissemens* qu'elle provoque, et d'une *suffocation imminente*, des matières plus ou moins consistantes, et quelquefois des lambeaux en forme de membranes, éten-

---

(1) Dans l'état naturel, le passage de l'air par le conduit aérien, *est doux, égal*, sans *fatigue*, soit dans l'état de veille, soit dans celui de sommeil ; mais dans le cas de rhume ordinaire, et d'asthme surtout, il peut faire du bruit : dans le croup il est plus *rude.*

dus ou tubulés (comme un doigt de gant) (1). L'enfant est alternativement *assoupi* et *agité*; il étend quelquefois ses membres au hasard; son cou est quelquefois tendu et la tête comme renversée en arrière; la maladie est grave alors; il y a plus ou moins de faiblesse générale.

L'urine devient blanche et trouble, l'haleine ne contracte aucune odeur particulière, et le malade conserve durant toute la maladie l'intégrité de ses facultés intellectuelles.

Dans d'autres cas, le croup se manifeste *subitement*, avec l'ensemble de tous, ou de la plus grande partie de ses caractères spécifiques *portés à* un degré plus ou moins *haut de violence* : alors les malades sont pris, soit le jour, soit la nuit, et pendant la veille, comme pendant le sommeil, d'une quinte de toux *suffocante*; le timbre de la voix est *aigu* dès les premiers momens, ou *glapissant*, ou *sifflant*, semblable au *cri d'un jeune coq*, ou comme s'il sortait d'un tuyau *d'airain*; la toux est *rauque*, *forte*, la respiration sifflante; le pouls est ordinairement très-*fréquent*, et souvent *fort faible*. Un peu plus tard, le malade rend, comme dans le premier cas, quelquefois des lambeaux de la fausse membrane, par les efforts de la toux suffocante, ou par les vomissemens qu'elle peut exciter. *Dans quelques circonstances*, le croup débute par des *convulsions* ou le *tétanos*. Tantôt les symptômes se soutiennent, s'exaspèrent avec plus ou moins de rapidité; tantôt ils présentent des rémissions plus ou moins longues (cessation ou calme momentané) et même un rétablisssement apparent, mais ils reparaissent bientôt avec une nouvelle fureur, s'il est permis de s'exprimer ainsi. Ces rémissions, ordinairement sans marche régulière, surviennent, soit subitement, sans qu'on puisse s'y attendre, soit à la suite de l'expectoration, du vo-

---

(1) On se félicite souvent de l'expulsion de ces parties de la fausse membrane; on croit que le malade est sauvé, mais malheureusement cela n'a lieu que bien rarement, parce que la fausse membrane n'est presque jamais rendue entièrement, ou bien elle se renouvelle.

missement, de l'administration de quelque moyen curatif,
soit de quelque contrariété de l'enfant. Les symptômes qui
viennent d'être indiqués sont les plus caractéristiques ; ils
n'existent jamais tous à la fois chez le même individu, un
ou deux suffisent pour caractériser le croup. Tous les autres
symptômes accessoires ou dépendans des caractéristiques,
existent aussi, comme dans le premier mode d'être du croup,
avec des variations qu'il est inutile d'indiquer de nouveau.
Dans le cas de rémissions, qui sont quelquefois longues comme
nous venons de le démontrer, les parens ou les assistans, le
médecin lui-même, pourraient être trompés par ce calme ;
mais c'est précisément alors qu'il est utile de redoubler d'attention : on emploiera le moyen qui m'a servi pour découvrir ou me faire soupçonner fortement l'existence de la
maladie, je veux dire en portant l'oreille contre la partie antérieure du cou du malade , pour écouter si le passage de
l'air par le conduit aérien est *rude*. Dans un cas de rémission ou calme trop prolongé, et où le croup est encore douteux, il convient d'agiter le malade, afin d'exciter le renouvellement de la toux et, par cela même, les symptômes de la
maladie, l'essentiel étant de la reconnaître le plus tôt possible ,
pour y apporter les secours convenables. Le médecin qui
trouverait un enfant dans le calme dont je parle , ne devra ,
*s'il dure très-long-temps , jamais se retirer sans l'avoir vu
tousser ;* car il pourrait résulter les plus grands inconvéniens
de la fausse sécurité qu'il pourrait se former de cet état du
malade. Ainsi, d'après ce qui vient d'être tracé, on peut voir
qu'il y a une véritable intermittence dans la marche du
croup, ce qu'il est important d'avoir présent à la mémoire.
La dyspnée ou difficulté de respirer, peut présenter beaucoup de variétés ; elle peut avoir lieu dès l'invasion, mais
elle ne s'établit que le troisième ou quatrième jour après,
ordinairement.

DURÉE ET PRONOSTIC.

La durée du croup est variable, mais jamais longue : abandonné à lui-même, cette durée est ordinairement de quatre à cinq jours, quelquefois elle se prolonge jusqu'au septième ; mais quand les symptômes sont violens, le malade peut succomber dans l'espace de six, huit, douze, vingt-quatre à quarante-huit heures. *Halenenius* l'a vu se prolonger jusqu'au dix-huitième jour. Quelques auteurs croient qu'il peut devenir chronique, comme je l'ai dit ailleurs.

Terminaison (*pronostic*). Supposant toujours le croup abandonné aux efforts de la nature, tous les médecins savent aujourd'hui qu'il est *constamment mortel*. En effet, cette issue ne saurait manquer, à cause de la fausse membrane qui se forme dans le conduit aérien et qui en rétrécit plus ou moins la capacité, de manière à amener un peu plus tôt ou un peu plus tard la cessation de la vie.

Mais *ce terrible pronostic* est bien heureusement modifié quand un traitement méthodique peut être employé dès l'invasion, ou peu d'heures après. Quand cette heureuse issue doit avoir lieu, on observe alors *souvent* une urine blanche ou trouble, une sueur générale, des déjections muqueuses, et surtout une expectoration humide, *moelleuse* et plus facile, d'une matière muqueuse plus consistante (1), c'est-à dire plus épaisse. Alors il ne reste ordinairement qu'un peu de toux et d'enrouement, et dans quelques cas point, qui se continue pendant quelques jours, quelquefois quinze à vingt. Dans quelques circonstances l'irritation qui entretient la toux, etc., peut être assez forte pour occasionner un peu de fièvre ou d'agitation dans le pouls : elle peut précéder la phthisie pulmonaire ou d'autres maladies, mais cela est heureusement rare.

---

(1) Quand la maladie doit être mortelle, la toux reste *sèche;* le malade ne rend par l'expectoration que peu de mucosités très-écumeuses; la voix est éteinte, et l'air semble traverser un conduit inerte et fêlé.

Si l'on ne considérait que l'analogie de la terminaison des membranes muqueuses semblables à celle qui tapisse l'intérieur du conduit aérien, on s'imaginerait qu'elle devrait être commune au croup ; mais si l'on fait attention au rôle que joue ce conduit et à l'obstacle que la formation de la fausse membrane y apporte, on se fera facilement l'idée du résultat *funeste qui eu est la suite.*

TRAITEMENT.

Les indications à remplir dans le traitement du croup ont varié, comme les opinions des auteurs, surtout dans les premiers temps de la connaissance de cette maladie, mais le traitement a presque toujours été le même.

Ce traitement s'est réduit, en général, aux *saignées générales* et *locales* (1), aux *vésicatoires,* aux *sinapismes* ou aux *bains de pieds irritans*, aux *vomitifs*, aux *expectorans excitans,* aux *clistères purgatifs, simples* ou *irritans.* Mais la manière d'employer ces moyens a varié dans presque tous les pays où le croup a été observé. Je passerai sous silence ces manières différentes de pratiquer, ainsi que leurs auteurs ; il me suffira d'allier ce qui leur aura le mieux réussi, avec ce que l'expérience nous prouve aussi depuis long-temps être le plus convenable, mais seulement lorsque ces moyens sont administrés *à temps,* comme je l'ai dit plus d'une fois.

Quand il existe une fièvre inflammatoire générale (fièvre angioténique) avec le croup, il faut, si l'âge de l'individu est au-dessus de cinq ans, pratiquer une saignée du bras, proportionnée à sa constitution : peu de temps après on appliquera les sangsues à la partie antérieure du cou, sur le trajet du larynx et de la trachée-artère. *Mais s'il n'a pas de*

---

(1) Ce dernier moyen est le plus direct, et sur lequel il faut compter le plus. On s'en convaincra par les succès qui vont être mis sous les yeux du lecteur.

fièvre inflammatoire générale, on devra toujours se *borner aux sangsues* dans la partie qui vient d'être indiquée. Le nombre des sangsues à appliquer devra varier selon la force ou l'âge des malades ; pour un enfant de quinze à ving-cinq mois, *il en faut le moins dix,* et qui prennent bien ; pour un de vingt-cinq mois à trois ans, quinze à vingt, selon la force du petit malade ; depuis cet âge jusqu'à cinq ans, le nombre sera de ving-cinq à trente ; depuis cinq ans jusqu'à sept ou huit, de trente-cinq à quarante. Mais on sent qu'on pourra varier ces nombres, soit en plus, soit en moins, selon que les enfans seront très-robustes, avec un teint fleuri, ou très-petits eu égard à leur âge; ou faibles, valétudinaires, ou atteints d'une autre maladie en même temps, et qui les affaiblit.

N. B. Les personnes étrangères à la médecine pourront hardiment employer ce moyen aussitôt que le croup se développera, si elles n'ont pas la facilité de faire appeler un médecin *d'abord;* mais dans aucun cas, elles ne devront négliger de s'entourer de ses lumières pour une maladie aussi promptement mortelle. Les sangsues seront seulement appliquées en attendant; elles pourront même donner presqu'en même temps l'émétique, de la manière qui sera indiquée plus bas, si les symptômes du croup ne cèdent pas pendant l'application des sangsues ou aussitôt après. *On ne devra pas s'effrayer* du nombre des sangsues prescrit pour chaque âge ci-dessus, une pareille saignée ne peut point faire périr le malade, tandis que le croup le tue toujours. Si cette saignée est trop faible, c'est-à-dire incapable d'arrêter le cours de l'inflammation du conduit aérien, il vaut mieux faire évacuer quelques onces de sang de plus que moins, car la saignée locale par les sangsues paraît être, avec l'émétique, le vrai *remède spécifique,* l'expérience semble nous le démontrer, et j'oserai dire *jusqu'à l'évidence* (1).

____

(1) J'ai lu un grand nombre d'observations dans différens auteurs ; la plupart des individus qui en font les sujets sont morts ; presque aucun d'eux

Immédiatement après la chute des sangsues, et même pendant qu'elles sont encore attachées, on donnera l'émétique à la dose d'un ou deux grains, selon la force des individus, et plus, dans quatre cuillerées d'eau chaude, en quatre fois, à six minutes de distance l'une de l'autre; si après la dernière prise le malade n'a pas eu de fortes secousses ou des vomissemens, on donnera un second grain d'émétique, et davantage s'il ne produit pas l'effet désiré. Cependant, si tous les symptômes du croup paraissaient entièrement anéantis par la seule application des sangsues, comme je l'ai déjà vu, on n'administrerait pas l'émétique; on se bornerait à faire prendre quelques bains de pieds à la moutarde, des clistères, soit simples, soit irritans ou purgatifs, et une boisson gommée, etc. Mais quand cet avantage n'a pas lieu, il faut, outre une nouvelle administration de l'émétique, faire des frictions fréquentes au cou du malade, avec du sirop d'éther acétique, ou le liniment alcalin n° 5, *qui sera indiqué plus bas, ainsi que les autres préparations qu'on emploie dans le cours de cette maladie.* On fera prendre aussi de temps en temps une cuillerée à café de la potion éthérée n° 7; on fera en même temps respirer fréquemment l'éther acétique pur ou le sirop. On ne négligera point les bains irritans de pieds, les lavemens simples, ou irritans ou purgatifs. Si quelques heures après l'application des premières sangsues et l'administration de l'émétique et des moyens dont il vient d'être fait mention, les symptômes persistent, on réappliquera des sangsues, autant que les forces du malade paraîtront le permettre; on y reviendra une troisième fois, si on n'obtient pas de succès, surtout si le malade conserve de la force et de la rougeur à la face. On réitérera

---

n'avait eu les sangsues; deux ont été guéris sans ce secours. Tous ceux qui les ont eues et qui sont morts n'ont été soignés qu'un ou plusieurs jours après l'invasion du croup, c'est-à-dire, après la formation de la fausse membrane dans le conduit aérien, ou que tout autre désordre irréparable y existait déjà. Tous ceux au contraire qui ont été secourus avec ce moyen ont échappé à cette horrible maladie; tous ceux que j'ai soignés ainsi sont de ce nombre.

également l'émétique plusieurs fois, et le tout doit être fait
à des distances peu éloignées les unes des autres ; le succès
dépend de la direction bien entendue et rapprochée de ces
moyens. Si les symptômes persistent, malgré tout ce qui
vient d'être indiqué, on appliquera un large vésicatoire
camphré, soit à la nuque, soit entre les épaules, et en dernier lieu, à la partie antérieure du cou, ou mieux à ses parties latérales à cause des piqûres des sangsues. Quelques bains
entiers peuvent êtres utiles pendant la force de la maladie.
Si les malades sont très-nerveux, ils sont ordinairement très-
agités, et quelquefois il y a des spasmes, des convulsions,
ou d'autres accidens de ce genre : alors on donnera de temps
en temps une cuillerée à café de la potion anti-spasmodique
n° 7. Si l'expectoration a besoin d'être excitée, on donnera aux mêmes doses le julep expectorant, n° 6. Quelques praticiens ont conseillé le sirop de sulfure de potasse,
ou le sulfure lui-même, à la dose de quelques grains, dans
une boisson douce ou dans un looch, ou bien les fleurs de
soufre ; mais ces moyens ne peuvent point décider la guérison du croup ; ils peuvent être tout au plus utiles après que
les symptômes menaçans ont été combattus par les saignées
locales, l'émétique, et autres moyens accessoires, lorsque
la toux et quelques autres traces de symptôme se prolongent
avec modération.

Comme le croup a lieu ordinairement pendant que la constitution de l'atmosphère est froide ou humide, il est très-
important d'éviter ces intempéries, surtout les courans d'air
froid : on placera le malade dans son lit, et on chauffera con-
venablement sa chambre. Si douze heures au plus après
l'emploi des premiers moyens énergiques indiqués on n'a pas
obtenu un soulagement durable, la guérison peut être *bien
douteuse*. Quand elle s'opère, on s'en aperçoit ordinairement dans les premières heures du traitement. Alors, comme
nous l'avons vu plus haut, la toux devient humide, moelleuse, l'expectoration a lieu, ou plutôt les crachats se dé-
tachent (les petits malades les avalent), tous les symptômes

s'apaisent graduellement et plus ou moins promptement. On ne devra pas pour cela cesser tout traitement ; il faudra au contraire le continuer jusqu'à l'entière disparution de toute trace croupale. Dans ce cas, on emploiera les pédiluves irritans, les lavemens également irritans ou purgatifs, les juleps expectorans, les frictions avec le liniment éthéré, ou alcalin et camphré, les potions anti-spasmodiques opiacées, etc., que voici :

Composition des médicamens indiqués. Le nombre des sangsues pour chaque âge a été déterminé.

N° 1. *Émétique.* — Pour un petit enfant de quinze à ving-cinq mois, on en donnera un grain dans quatre cuillerées d'eau chaude, et qu'on fera prendre en quatre fois, à la distence de six à huit minutes chaque. Si après la dernière prise, des vomissemens ou de fortes envies de vomir n'ont pas eu lieu, on donnera un deuxième grain d'émétique, et un troisième ou un quatrième, si les premiers n'opèrent pas comme il vient d'être dit. Pour un enfant au-dessus de vingt-cinq mois, on en donnera deux grains d'abord dans la même quantité d'eau chaude ci-dessus indiquée, on les partagera également en quatre doses, et on les administrera aux mêmes distances. Si les deux premiers grains ne déterminent pas des vomissemens répétés ou des selles, on en donnera un troisième, un quatrième grain et même plus, et de la même manière que les premiers et aux mêmes distances. Pendant les vomissemens on donnera de temps à autre quelques cuillerées d'eau tiède. Il ne faudra pas s'effrayer s'il faut porter la dose de l'émétique à quatre grains ; dans certaines maladies il ne produit pas les mêmes effets que dans d'autres, il en faut dans le premier cas davantage.

N° 2. *Pédiluves ; bains de pieds à la moutarde.* — Dans une pinte d'eau chaude (un litre) qu'on versera dans un vase convenable pour faire prendre le bain au petit malade, on mettra trois ou quatre onces de farine de graine de moutarde et davantage, si l'odeur ne porte pas au nez, car il en est de cette marchandise comme d'une foule d'autres, elle est souvent mélangée, *à Paris*, avec de la farine de graine de lin ; à la place de farine de moutarde, on pourra mettre deux ou trois onces de moutarde au vinaigre ; on sera plus sûr de son effet. On peut également composer le bain avec deux onces ou trois, selon la force, d'acide muriatique dans la même quantité d'eau chaude (acide chlorique). Si les enfans sont indociles ou s'il y a quelqu'inconvénient à administrer les pédiluves, on appliquera un ou deux sinapismes aux pieds ou aux jambes, et on aura soin de délayer la farine de moutarde avec le vinaigre pur. On laissera l'enfant dans l'un de ces bains irritans pendant plusieurs minutes ; le meilleur terme pour les en retirer, est lorsqu'ils commencent à sentir vivement l'action du médicament. On laissera également les sinapismes en place jusqu'à ce que l'enfant se sente fortement irrité.

N° 3. *Lavement purgatif.* — On préparera une décoction de graine de lin ou de racine de guimauve, ou bien avec de l'eau chaude simple, à la quantité d'un quart ou d'un demi lavement ordinaire ; on y mélangera une once et demie à deux onces de miel mercurial. On pourra le composer aussi avec vingt-quatre à trente-six grains de jalap, délayé dans un peu de jaune d'œuf, et la même quantité indiquée de décoction de graine de lin, etc.

N° 4. *Liniment alcalin camphré.* — Huile d'olives ou d'amandes douces, une once ; ammoniaque liquide (alcali volatil), un gros ; teinture de camphre, vingt-quatre gouttes. On peut y ajouter aussi un demi gros d'éther acétique, ou un gros de sirop de la même liqueur.

N° 5. *Liniment anti-spasmodique.* — On peut se servir du sirop pur d'éther, avec partie égale d'huile, dans laquelle on dissout huit à quinze grains de camphre : on en frotte souvent le devant et les côtés du cou.

N° 6. *Julep expectorant.* — Eau gommée, *deux onces;* sirop d'hysope ou d'œillet, *une demi-once;* oxymel scillitique, *deux à trois gros :* une cuillerée à café toutes les heures, et plus souvent si les symptômes sont fâcheux.

N° 7. *Potion anti-spasmodique.* — Eau distillée de laitue, une once et demie, de fleurs d'oranger, *un gros;* sirop de tilleul, *deux gros;* sirop diacode, *trois gros.* Si les symptômes étaient alarmans, on pourrait ajouter à cette potion *un grain* de musc, ou *huit à douze grains* d'assa-fœtida, et *dix à douze gouttes* de teinture de camphre; mais cette dernière ayant un mauvais goût, les enfans refusent souvent d'en faire usage : on pourra alors se borner à l'addition d'un peu plus de *musc.* On la donnera comme le julep précédent.

N° 8. Quelques praticiens ont conseillé l'onguent mercuriel dans le croup, comme fondant de la fausse membrane couenneuse du larynx et de la trachée-artère; mais ce moyen n'agissant que lentement, on ne doit, il me semble, attendre aucun bon résultat de son emploi pour détourner les symptômes pressans : il peut tout au plus convenir après que le danger est éloigné par d'autres moyens, quand il reste une toux croupale et qu'on peut craindre le retour des accidens. Si l'on en fait usage, ce qui ne saurait être nuisible, on en frottera doucement et pendant plusieurs minutes de suite la partie antérieure du cou ou ses côtés, avec le bout d'un ou de deux doigts : la friction sera renouvelée deux fois par jour. On en emploie un tiers de gros ou un demi-gros environ chaque fois.

N° 9. Le calomélas (sous-chlorure de mercure) a été fortement recommandé aussi par des praticiens *anglais, etc.,* comme fondant, et en quelque sorte comme spécifique contre le croup; mais il en est de cette préparation mercurielle comme de la précédente; elle ne saurait être suffisante pour dissiper les symptômes menaçans de cette maladie. On peut cependant le donner comme purgatif pendant le traitement, à la dose de trois à quatre grains, qu'on peut réitérer en cas de peu ou point d'effet; et comme altérant, à la dose d'un à deux grains, une ou deux fois par jour. Ce médicament est infidèle dans ses effets, c'est pourquoi on pourra varier les doses selon les circonstances.

N°. 10. *Gargarisme de M. le docteur Chamerlat.* — Eau sucrée, *deux onces*; sirop de mûres, *autant*. On fait un petit pinceau avec un peu de linge blanc ou de la charpie ; on ébarbe ensuite une ou deux plumes longues , au bout desquelles on fixe la charpie avec du fil ; on trempe ce plumasseau dans le gargarisme et on le porte au fond de la bouche de l'enfant , de loin en loin , si l'on ne peut pas le faire gargariser.

N° 11. *Trachéotomie.* — La trachéotomie a été conseillée et même préconisée par quelques auteurs. Au fait, elle a été pratiquée par quelques-uns de nos célèbres chirurgiens ; mais l'un d'eux, dit-on, a avoué qu'il ne l'avait pas vue réussir. Quand l'obstacle du conduit aérien se propage dans les bronches , il est difficile de penser qu'on puisse en attendre un bon résultat; mais si la fausse membrane n'occupe que le larynx et une partie de la trachée, et si l'on pratique cette opération au-dessous de l'obstacle, on peut espérer quelquefois du succès. Mais ce moyen n'étant que probable , on doit attendre que l'expérience nous fournisse d'autres observations pour pouvoir en parler avec plus de certitude.

Mais parmi tous ces moyens , on doit regarder la *saignée locale* (les sangsues au cou) comme le secours le plus héroïque que la médecine ait jusqu'ici en son pouvoir pour enrayer la marche rapide du croup, comme je l'ai déjà avancé plus haut, d'après l'expérience des médecins et de la mienne en particulier. Qu'on ne croie pas que cette pratique ait été suggérée par le *système nouveau*; elle a été mise en usage dès la connaissance positive du croup. Et voici ce que dit Schwilgué dans sa Dissertation , page 62 , publiée en 1802 , à l'égard des saignées locales :

« En Allemagne, *Lentin* n'emploie que rarement les saignées générales; il se borne plus communément aux saignées locales ; après avoir appliqué les sangsues au cou, il prescrit pendant leur effet les expectorans excitans et les clistères. Sur douze enfans soumis à ce traitement, sept ont guéri. Parmi les cinq qui ont été victimes de cette

» cruelle maladie, un était scrophuleux, et les autres n'ont
» été secourus par l'art que le troisième ou le quatrième jour
» de l'invasion du croup. »

Le même auteur (Schwilgué) rapporte dans le même travail cinq observations de différens médecins. Deux des enfans qui en font le sujet furent saignés au bras, *morts*. Deux autres furent traités par des expectorans excitans et autres petits moyens, pas de sangsues non plus, *morts*. Le cinquième ne fut saigné, ni par la lancette, ni par les sangsues; mais trois émétiques lui furent successivement administrés jusqu'au quatrième jour, et des bains de pieds excitans, des expectorans, *id.*; *l'enfant guérit.*

Sur huit enfans dont les observations suivent, que j'ai soignés, tous ont eu les sangsues au cou, sept l'émétique, une ou plusieurs fois, etc. Parmi ces huit, cinq, auprès desquels je fus appelé dès l'invasion du croup, guérirent: trois auxquels je ne pus donner mes soins que le deuxième ou le troisième jour après le développement de la maladie, *moururent*. Ces trois derniers seraient vraisemblablement guéris aussi s'ils avaient reçu les secours de l'art à temps, comme les cinq premiers. D'après cela, je le répète, la saignée locale peut donc être regardée comme le premier moyen qu'on doive employer et le plus certain de tous.

Ire OBSERVATION. *Lel...*, âgé de quatre ans et demi, sanguin et lymphatique, ayant une bonne constitution, une assez bonne carnation et un teint coloré, fut éveillé subitement vers une heure après minuit, au mois de décembre 1823, par une quinte de toux assez violente, accompagnée de sifflement semblable au cri d'un jeune coq. Son père qui fut éveillé par le bruit de ces accidens extraordinaires, vint me chercher de suite : j'arrivai auprès du petit malade au bout de trois quarts d'heure ; sa mère l'observait ; il s'était endormi peu de temps après le premier accès de toux, et ne s'était pas encore réveillé ; mais il le fut bientôt par une seconde quinte de toux, accompagnée des mêmes accidens dont il vient d'être parlé, et que le père m'observa être plus prononcés que les premiers; ils étaient en effet très-violens; on voyait l'imminence de la suffocation et le sifflement ressemblant au cri d'un jeune coq, ou à celui qui sort d'un tuyau d'airain; il y avait aussi déjà beaucoup d'agitation et de vitesse dans le pouls. L'ensemble de ces symptômes, joint au rapport de ce qui s'était déjà passé de semblable, ne me laissa aucun doute sur l'existence du croup. J'appliquai sur-le-champ vingt sangsues à la partie antérieure du cou; elles prirent très-bien et procurèrent une abondante évacuation d'un sang vermeil, très-coagulable.

La toux se renouvela trois fois pendant l'application des sangsues, ainsi que les autres accidens, provoqués par elle: il fut facile de s'apercevoir de leur diminution graduelle et considérable, qui s'opéra pendant la succion des sangsues; j'en conçus un heureux résultat. Néanmoins, n'osant pas espérer leur entière destruction par ce seul moyen, j'administrai deux grains d'émétique, après que l'enfant se fût remis d'une pâleur remarquable de la face, avec perte de connaissance, mais qui ne dura que quelques instans; il les prit dans quatre cuillerées d'eau chaude, en autant de doses, à six ou huit minutes de distance l'une de l'autre. Il y eut des vomissemens, avec efforts, de beaucoup de matières muqueuses, puis plus épaisses; à mesure qu'elles s'évacuaient on entendait que la toux devenait humide, plus facile, etque les autres symptômes alarmans s'éteignaient rapidement. Il resta un peu de toux croupale, non fatigante, qui faisait détacher des crachats abondans, que l'enfant avalait, mais qui ne devaient causer aucun accident. Immédiatement après l'effet de l'émétique, je prescrivis un remède purgatif, avec le miel mercurial; des pédiluves irritans (*bains de pieds*), et une infusion de fleurs de violettes, édulcorée avec le sirop d'œillet. La toux qui ne s'était pas entièrement dissipée, diminua encore jusqu'au lendemain; la nuit fut bonne, et il n'y avait plus lieu de craindre le retour des accidens, selon toutes les apparences: l'enfant fut entièrement rétabli en peu de jours.

IIe OBSERVATION. *Jules V...*, âgé de vingt mois, sanguin et lymphatique, assez fort et bien portant jusque-là, devint inquiet et un peu enchifrené (rhume de cerveau) dans l'après-midi du 23 décembre 1824, et refusa de souper, contre son ordinaire. La nuit suivante, il fut saisi au milieu d'un profond sommeil, d'une toux très-violente, *rauque* (*âpre*) et parfois *sifflante*, comme si elle était sortie d'un tuyau d'airain, c'est-à-dire, très-aiguë. Sa mère, effrayée de ces accidens, sans avoir cependant l'idée du croup, m'envoya chercher aussitôt. J'arrivai une heure après la première quinte de toux; l'enfant s'était endormi et réveillé deux fois par les mêmes accidens, qui allaient en augmentant, selon l'observation qu'elle en avait faite. A mon arrivée, il était dans un sommeil agité. J'approchai mon oreille de son cou, et je distinguai sans peine un bruit légèrement sifflant et rude, dans le conduit aérien, surtout pendant les inspirations. L'enfant ne tarda pas à être éveillé par la toux, et je fus témoin de tout l'appareil des symptômes qui caractérisent le redoutable croup. J'envoyai chercher de suite douze sangsues, je les appliquai; onze prirent très-bien et donnèrent beaucoup de sang vermeil, facile à se coaguler, mais il était plus glaireux, si l'on peut faire cette comparaison, qu'il ne l'est chez la plupart des autres sujets (1). La toux se renouvela pendant l'application des sangsues, par les cris et les mouvemens du petit malade; mais vers leur chute, cette toux se trouvait beaucoup moins forte, la respiration de l'air moins sifflante et moins *rude*; la toux devenait humide et les mucosités se détachaient déjà un peu. Je laissai couler le sang à volonté, l'enfant devint pâle et perdit ses sens durant quelques instans. Lorsque les piqûres des sangsues ne fournirent presque plus de sang, je prescrivis un grain et demi d'émétique dans quatre cuillerées d'eau

---

(1) Cet enfant, quoique venant bien, avait eu presque toujours des croûtes humides à la tête, et surtout derrière les oreilles; elles avaient en partie disparu pendant l'été précédent.

chaude, que le malade prit en quatre fois, de six en six minutes. Cette dose n'ayant pas produit un effet suffisant, j'en ordonnai un autre grain, pris comme le précédent. Ce dernier détermina des efforts et des vomissemens de matières muqueuses blanchâtres, peu épaisses d'abord, mais un peu plus ensuite.

Ayant revu le petit malade dans l'après-midi, j'observai encore quelques traces de toux et de raucidité dans la voix, et un petit bruit légèrement sifflant dans le conduit aérien, et de la précipitation dans le pouls ; je fis appliquer six nouvelles sangsues ; on donna aussi un autre grain d'émétique dans quelques cuillerées d'eau tiède. Ces deux moyens ayant produit de bons effets, les symptômes disparurent graduellement, pour ne plus reparaître. Cependant, je fis administrer des pédiluves irritans et des lavemens simples et purgatifs pendant les trois jours suivans, mais plutôt par précaution, que par une nécessité reconnue. L'enfant se rétablit entièrement.

IIIᵉ Observation. *Clémence V.....*, sœur du précédent malade, âgée de trois ans et demi, assez forte, sanguine et lymphatique comme son jeune frère, ayant presque toujours eu des croûtes humides à la tête ou derrière les oreilles, les yeux chassieux et irrités de temps à autre, et sensibles à la vive lumière, fut atteinte d'une toux croupale un peu *rauque*, mais sous l'apparence d'un rhume ordinaire, environ un mois après le croup de son frère. Cette toux n'ayant pas été violente dans son principe, le père et la mère de la petite n'y firent pas beaucoup d'attention ; ils se bornèrent à lui faire prendre du lait et de l'eau sucrée. Cependant la nuit suivante, environ vingt-quatre heures après les premières quintes de la toux, celle-ci devint *rauque*, et les inspirations un peu sifflantes. Au point du jour, tous les symptômes s'exaspérèrent ; la toux fut plus fréquente, plus *rauque, âpre*, avec un *sifflement* qui approchait du cri d'un jeune coq, surtout pendant les inspirations ; le visage se colorait; il y avait de l'agitation par momens, et un peu de soif. Je fus appelé à onze heures du matin : il y avait déjà environ deux heures que la toux s'était calmée, ainsi que les autres symptômes. Mais elle se renouvela avec force peu de temps après mon arrivée, à la suite de la déglutition d'un peu d'eau froide que je fis prendre à la petite, *dans l'intention de provoquer* cette toux, afin de pouvoir juger de sa nature et de son intensité. En effet, j'observai qu'elle était rauque, que la voix était déjà altérée, que le sifflement semblable à celui d'un jeune coq commençait à se développer distinctement, avec une suffocation menaçante pendant la quinte de la toux. Le père et la mère, qui n'avaient pas pensé que les symptômes précédens fussent ceux du croup, regardèrent cependant ceux qui avaient lieu alors, comme pouvant en dépendre : je les confirmai dans cette idée, et j'envoyai chercher dix-huit sangsues, qui furent mises sans délai au cou de l'enfant ; l'évacuation du sang fut assez abondante, il survint de la pâleur après que les sangsues se furent détachées, mais il n'y eut point perte de connaissance ; les symptômes avaient déjà moitié moins d'intensité que lors de l'application. Je recommandai de laisser saigner les piqûres jusqu'à ce qu'elles s'arrêtassent d'elles-mêmes ; je prescrivis deux grains d'émétique, pour être administrés de suite, aux doses indiquées dans les cas précédens, avec la recommandation d'en faire prendre un troisième, et même un quatrième grain, si les premières doses ne produisaient pas des secousses et des vomissemens ; il en fallut un troisième grain, lequel fit rendre des matières épaisses blanchâtres, un peu liées ; la toux s'humecta de plus en plus, les crachats se détachèrent insensiblement davantage ; tous les autres symptômes disparurent dans l'espace de deux jours, pendant lesquels la malade fit usage de quelques bains de pieds irritans, de lavemens, d'un purgatif, et d'un julep expectorant, n° 6 ; aucun accident ne se montra plus, et le rétablissement fut prompt.

IVe Observation. Mademoiselle R..., âgée de 26 mois, forte, sanguine et un peu lymphatique, ayant une bonne et belle carnation , s'étant bien portée jusqu'alors, s'éveilla par une toux rauque, dans la nuit du 28 au 29 du mois d'avril 1823 ; son père et sa mère eurent quelques craintes sur cette toux, *extraordinaire pour eux*. Cependant , l'enfant s'étant endormie de nouveau, ils se rassurèrent, et crurent qu'elle avait pris une fausse position pendant son sommeil. Mais environ deux heures après, la petite ayant été réveillée encore subitement par une quinte de toux plus forte que la première, accompagnée de *raucidité* dans la voix, et de rudesse dans le conduit aérien pendant les inspirations, au moment de la toux, ils eurent des craintes sur l'état de leur enfant, et m'envoyèrent chercher sans délai : arrivé auprès d'elle au point du jour, elle venait d'avoir pour la quatrième fois une forte quinte de toux, accompagnée des symptômes dont il vient d'être question. L'enfant en était encore agitée, son pouls était très-fréquent et plein, la face animée; il y avait aussi un peu de soif. En approchant l'oreille de son cou j'entendis facilement une espèce de rudesse dans le conduit aérien, avec un commencement de léger sifflement pendant les inspirations. Cependant, malgré ces signes presque caractéristiques du croup, je voulus attendre une nouvelle quinte de toux, pour m'assurer complètement du fait : ayant eu lieu au bout d'un quart d'heure, je fus témoin des mêmes symptômes dont je viens de faire mention, lesquels, d'après la remarque des parens de l'enfant, avaient acquis beaucoup d'intensité. N'ayant alors plus de doute sur l'existence du croup, j'appliquai sans délai dix-huit sangsues à la partie antérieure du cou de la petite demoiselle. Étant vigoureuse et un peu volontaire , elle s'agita et cria beaucoup d'abord, ce qui provoqua plusieurs quintes de toux et le bruit croupal dans le conduit aérien ; mais bientôt, étant fatiguée et ne sentant plus piquer les sangsues, l'enfant se calma. Tous les symptômes s'apaisèrent d'une manière très-appréciable pendant la succion des sangsues ; et

pendant quelques heures après leur chute. Cette saignée fut
abondante ; le sang était vermeil et riche ; la petite pâlit beaucoup d'abord, mais ne perdit pas entièrement connaissance.
Deux heures après la chute des sangsues, quoique les symptômes du croup parussent presque anéantis (les piqûres
coulaient encore un peu), je prescrivis deux grains d'émétique qui furent administrés de la manière déjà indiquée ;
l'enfant rendit des matières muqueuses qui devinrent bientôt épaisses et filantes. Ces deux puissans moyens, *la saignée locale et l'émétique*, suffirent pour faire disparaître
tous les accidens, sauf un peu de toux croupale qui était
facile, grasse ; elle disparut en peu de temps à l'aide de quelques juleps excitans, n° 6, et quelques autres moyens accessoires usités en pareils cas. La petite demoiselle se rétablit assez promptement, à l'inappréciable satisfaction du père
et de la mère, qui l'adoraient : elle était fille unique.

Vᵉ Observation. Mademoiselle P..., âgée de six ans, assez
grande pour son âge, nerveuse, sanguine et très-sensible,
très-intéressante par le développement de son intelligence,
se trouva enrouée un matin en se levant, le 8 janvier 1824.
La toux ayant augmenté et étant surtout rauque et très-
sèche, le père et la mère firent appeler un ancien maître en
chirurgie, qui leur donnait ses soins depuis long-temps. Il
ne vit la jeune malade qu'environ douze heures après l'invasion de la maladie ; la toux avait augmenté pendant ce
temps ; elle était plus rauque et la voix commençait à *s'al-
térer* ; il y avait parfois de la soif, de l'agitation et un peu
de précipitation dans le pouls. Le chirurgien, *qui était aux
deux tiers sourd*, prit l'état de l'enfant pour un rhume ordinaire, et se borna en conséquence à une boisson adoucis-
sante et ne songea nullement à l'existence du croup. Cependant la maladie faisant des progrès assez remarquables, tels
que, d'après le rapport de la mère qui était presque constamment auprès de sa fille, un léger bruit âpre et parfois
du sifflement se faisaient entendre dans le conduit aérien

pendant les inspirations, lors de la toux. Le lendemain matin, troisième jour de l'invasion des premiers symptômes, la voix était presqu'entièrement éteinte, et tous les autres symptômes également aggravés ; on fit venir de bonne heure le chirurgien et on lui témoigna les craintes qu'on avait sur l'existence du croup, et cependant il persista dans une opinion contraire. Ne voulant alors plus s'en rapporter à lui, le père et la mère me firent appeler à onze heures de cette même matinée : je me rendis de suite auprès de leur enfant ; le temps était très-froid et humide. La petite était couchée dans un bon lit, mais il n'y avait point de feu dans la chambre. Le lit était placé vis-à-vis la porte d'entrée, à côté du magasin de dentelles de la maison. Dès que j'arrivai sur le seuil de la porte de la chambre, j'entendis facilement que la respiration était gênée, que le passage de l'air à travers le conduit aérien produisait un bruit *âpre et sec* comme s'il avait passé par un tuyau inerte et fêlé, ou semblable au froissement d'une râpe sur un morceau de parchemin sec ; la toux était rauque et la voix presque éteinte, le pouls nerveux, faible et précipité, la peau sèche, il y avait de la soif et beaucoup d'agitation. La première impression que firent sur moi ces symptômes, fut sans doute quelques mouvemens dans les muscles de la face peu satisfaisans, car la mère de la petite demoiselle, qui m'observait en entrant, s'écria : *ah ! monsieur, je suis sûre que ma fille a le croup !* Je ne dûs pas lui cacher cette triste vérité.

J'appliquai sans retard vingt-cinq sangsues au cou de la malade ; n'ayant pas produit tout l'effet que je désirais, j'en mis quinze autres sur la même partie peu de temps après la chute des premières, et j'administrai trois grains d'émétique, lorsqu'elles commencèrent à tomber. Ces deux applications de sangsues produisirent une évacuation assez considérable de sang pendant plusieurs heures que les piqûres coulèrent. L'émétique occasionna des efforts et des vomituritions d'un peu de matières très-écumeuses mais point épaisses, ce qui n'indiquait point d'amendement dans la maladie. Cependant

les forces ayant été considérablement diminuées, tous les
symptômes perdirent aussi beaucoup de leur première intensité, excepté la voix qui resta presqu'éteinte, et le passage de
l'air par le conduit aérien sec, résonnant, même hors la toux,
comme le léger frottement d'une petite râpe sur un parchemin desséché. L'enfant était tour à tour agitée et assoupie ;
son père et sa mère, pressés par le désir de voir guérir leur
fille chérie, pensaient que cet assoupissement qui se prolon-
geait de temps à autre pendant plusieurs minutes, était un
bon sommeil et d'un bon augure ; mais comme il n'en est
malheureusement pas toujours ainsi en pareil cas, je fus
forcé de les détromper.

Je redoublai de soins : j'appliquai de nouvelles sangsues
au cou ; l'émétique fut réitéré encore deux fois : des sinapismes ou des bains de pieds à la moutarde, étaient alternativement employés ; des lavemens irritans ou purgatifs, des
juleps expectorans, les linimens alcalins et camphrés en
frictions sur le cou, le julep expectorant, la potion anti-
spasmodique n° 7, avec addition d'assa-fœtida, le gargarisme du docteur Chamerlat n° 10, des vésicatoires devant
le cou et entre les épaules, et enfin tous les moyens que l'art
indique en pareil cas furent alternativement ou simultanément
mis en usage, mais ce fut sans succès, parce qu'il est probable que la formation de la fausse membrane dans le conduit aérien ou tout autre désordre propre au croup, avait eu
lieu avant que la *demoiselle P...* *ne reçût les secours de
l'art :* elle mourut étouffée graduellement, trente-six heures
après que j'eus été appelé, et le sixième jour de l'invasion
de cette redoutable maladie, laissant de tendres parens dans
la désolation de ne pas l'avoir connue plus tôt, ou de s'être
confiés à un homme que sa surdité et peut-être son ignorance ne lui avaient pas permis de distinguer : qu'on prenne
donc exemple de ce fait.

VI⁰ OBSERVATION. *V...*, petit garçon de deux ans et demi,
d'une bonne constitution, sanguin, bien coloré et bien portant jusques alors, couchant dans une chambre très-froide,

au rez-de-chaussée, derrière la boutique de ses parens, fut atteint le 12 mars 1824, d'une toux *sèche* et *rauque*, pendant la nuit ; elle se renouvela plusieurs fois jusqu'au jour, et continua ainsi le lendemain. Son père et sa mère étant très-occupés au détail de leur commerce, ne firent pas beaucoup d'attention à ces quintes de toux, quoique très-attachés à leur enfant, et d'autant moins, qu'il se leva et joua hors les accès de cette toux rauque ; mais l'appétit du malade n'était pas le même que les jours précédens, et il était d'ailleurs un peu triste.

Pendant la nuit suivante, la toux fut plus rauque et la voix plus rude : et insensiblement le passage de l'air par le conduit aérien devint un peu bruyant jusqu'au jour. Pendant le cours de la matinée ces symptômes étant moins fréquens que la nuit, les parens de l'enfant ne s'inquiétèrent pas plus de lui que la veille : mais dans l'après-midi, s'étant renouvelés avec force, ils se décidèrent à aller chercher leur médecin, *M. le docteur S......*, dont je voyais alors les malades, étant lui-même gravement affecté d'un catarrhe pulmonaire profond. Arrivé auprès du petit V....., peu de temps après qu'on fut venu réclamer des secours, environ 45 heures après les premiers signes de sa maladie, j'observai les symptômes suivans : toux sèche, rauque, passage de l'air à travers le larynx bruyant, résonnant même hors la toux, comme la poitrine d'un asthmatique dans un état de quinte, sifflement pendant la toux, comparé au cri d'un jeune coq ; gène déjà assez considérable de la respiration ; agitation fréquente, pouls précipité et irrégulier parfois. La mère de cet enfant resta très-étonnée, *quoi qu'il en fût*, d'apprendre que cette affection était le croup, et se lamenta beaucoup de ce qu'elle ne s'en était pas doutée. J'envoyai chercher sur-le-champ vingt-cinq sangsues et les appliquai au-devant du conduit aérien ; elles prirent très-bien, et la saignée fut abondante ; le sang était vermeil et riche en principes. L'enfant ne s'étant point trouvé mal, n'ayant pas considérablement pâli, je remis dix nouvelles sangsues deux heures après la chute des premieres ; et dès qu'elles furent tombées, j'admi-ministrai deux grains d'émétique dans six cuillerées d'eau chaude, qui fut donnée en six fois, à cinq minutes de dis-tance chaque prise. L'enfant ne vomit que des mucosités point épaisses, très-écumeuses. La nouvelle saignée avait affaibli le petit malade ; les symptômes s'étaient apaisés aussi, mais ne paraissaient pas devoir céder ; leur marche continua au contraire : la toux resta sèche, la voix presque éteinte. Je mis alternativement ou simultanément en usage les mêmes moyens relatés dans l'observation précédente ; mais la fausse membrane ayant eu le temps de se former dans le conduit aé-rien, avant que cet enfant ne reçût mes soins, tout fut égale-ment inutile ; il mourut le lendemain que j'eus été appelé, en-viron 70 heures après l'invasion de sa maladie, plus tôt que la petit demoiselle qui fait le sujet de l'observation précédente ; la raison de cette différence peut, je crois, se tirer de la ra-pidité plus grande des symptômes, laquelle pouvait dépendre de la vigueur de ce petit garçon, supérieure à celle de la jeune P....

VIIe Observation. *Jules L....*, âgé de dix-huit mois, assez bien constitué, ayant une bonne carnation et un assez beau teint, lymphatico-sanguin, fut subitement saisi au mi-lieu d'un profond sommeil, pendant la nuit du 26 au 27 avril 1826, par une forte quinte de toux, rauque et sifflante, avec menace de suffocation. Son père, qui couchait près de lui, fut éveillé par le bruit de ces accidens : ayant déjà une idée des symptômes du croup, il ne se trompa point dans cette circonstance importante ; il m'envoya chercher de suite par son cocher. Arrivé près de l'enfant, vers une heure après minuit, je le trouvai endormi, ce qui avait lieu depuis la cessation de la première quinte de toux. J'approchai mon oreille de son cou, et j'entendis un léger bruissement dans le conduit aérien, mais seulement pendant les inspirations. Cependant, cet indice pouvant me tromper, je voulus at-tendre le renouvellement de la toux, ce qui eut lieu, pour la seconde fois, environ une heure après; elle réveilla l'enfant avec plus de violence que le premier accès, selon la remarque de M. L.....; elle était sèche, sifflante, semblable en partie au cri d'un jeune coq, et suffocante; le pouls était déjà agité. Ces accidens ne m'ayant laissé aucun doute sur l'existence du croup, je proposai de suite dix sangsues et les appliquai bientôt après; elles prirent très-bien, et procurèrent une évacuation assez abondante d'un sang vermeil, très-coagulable : l'enfant pâlit beaucoup et resta pendant quelques instans presqu'immobile. A peine six minutes s'étaient-elles écoulées depuis cette application des sangsues, qu'il fut facile de distinguer que le passage de l'air par le conduit aérien devenait plus *doux*; et insensiblement il rentra dans son état naturel, dans l'espace de quelques heures; les autres symptômes déjà observés, qui s'étaient renouvelés par les cris et l'agitation du petit malade, diminuèrent aussi graduellement et entièrement, en sorte que je ne jugeai pas à propos de conseiller l'administration de l'émétique, ni d'aucun autre moyen, sauf une boisson douce et un régime très-modéré. Dès que la toux diminua d'intensité, elle s'humecta en proportion; il se détachait des crachats qu'on pouvait juger être épais (ils n'étaient pas rendus) : du reste, il y avait un calme général très-satisfaisant, qui permettait d'espérer sa continuation. *M. le docteur Gardien* ayant été appelé quelque temps après moi, vint au petit jour et jugea aussi qu'on pouvait s'abstenir d'employer d'autres moyens : guérison.

VIIIe OBSERVATION. *Félicie D....*, âgée de quatre ans, bien constituée, ayant une belle et bonne carnation, et une intelligence particulière qui la rendait très-intéressante, se sentit enrouée le 22 juin 1826, devint un peu triste et perdit en partie l'appétit. Le lendemain, sa mère l'emmena promener hors de la ville; il faisait froid depuis quelques jours. A dîner, la petite ne prit que peu de chose, se sentant plus enrouée encore que la veille et toussant davantage;

elle était aussi plus triste. Le troisième jour, la toux devint rauque et plus sèche ; le passage de l'air par le conduit aérien paraissait légèrement bruyant durant les inspirations ; l'enfant était un peu agitée ; la face plus rouge que dans l'état de parfaite santé. Il est probable qu'il existait déjà un peu de fièvre, ou du moins de la précipitation dans le pouls. La petite se plaignait aussi, parfois, d'une douleur dans le trajet du larynx et de la trachée-artère ; elle y portait quelquefois sa main. Le quatrième jour se passa dans le même état. Le cinquième, tous les symptômes avaient considérablement augmenté. L'enfant ne quittait plus le lit, était tour à tour assoupie et agitée, souffrait du cou, et elle l'étendait en renversant sa tête en arrière comme pour chercher du soulagement, ce qui lui fit même dire à sa mère d'*aller chercher le médecin*. Je fus appelé le soir à six heures. Je trouvai la petite malade couchée, assez près et vis-à-vis la porte d'entrée, par où il pouvait pénétrer un peu d'air et la frapper dans son lit ; j'en fis l'observation à sa mère qui la plaça de suite ailleurs ; je lui témoignai aussi la peine et l'étonnement que j'éprouvais de voir qu'elle avait si long-temps négligé de lui faire donner des secours pour une maladie aussi redoutable que le croup. A ce mot de croup, elle fut très-étonnée, car elle était toujours dans l'idée que l'affection de sa fille n'était qu'un rhume ordinaire, fort, il est vrai. Voici les symptômes que j'observai dans ce moment : tendance à l'assoupissement, interrompu parfois par une agitation remarquable, gêne de la respiration, bruit rude dans le conduit aérien qui s'entendait à plusieurs pas au loin, surtout pendant les inspirations ; toux rauque et très-sèche, sifflante parfois ; voix entièrement éteinte ; face animée, peau chaude, pouls serré et précipité, mais peu fort. L'enfant cherchait souvent à faire entrer plus d'air dans sa poitrine par de fortes inspirations, qui renouvelaient la toux et d'autres accidens à la fois.

J'envoyai chercher sur-le-champ vingt sangsues que j'appliquai devant le conduit aérien ; elles prirent bien et donnèrent une assez copieuse quantité de sang vermeil, très-coagulable et riche : quand elles se détachèrent, la malade pâlit et perdit en partie ses facultés intellectuelles pendant quelques secondes ; mais quoi qu'il en fût, vu l'urgence du cas, je laissai saigner à volonté les piqûres, ce qui eut lieu durant plusieurs heures. Pendant que cette évacuation se faisait, l'émétique fut donné à la dose de deux grains dans quelques cuillerées d'eau chaude ; il n'y eut que peu de vomissemens sans secousses ; les matières étaient aussi en très-petite quantité, très-écumeuses, mais point épaisses. Un peu plus tard, deux autres grains d'émétique furent administrés dans la même quantité d'eau chaude, et à des distances rapprochées ; mais pas plus d'effets satisfaisans que la première fois, quoiqu'il eût excité plus d'efforts.

Par l'effet de la saignée abondante, le pouls s'était affaibli beaucoup ; mais il restait précipité, et était intermittent de loin en loin. Tous les autres symptômes s'étaient également apaisés et non améliorés ; le timbre de la voix resta toujours altéré ; le passage de l'air par le larynx était aussi gêné qu'avant l'emploi d'aucun moyen, quoiqu'en apparence tout parût moins mauvais. Pendant la nuit suivante, bains de pieds sinapisés, julep expectorant, boisson douce, mais le tout sans effet satisfaisant. Le lendemain, la face s'étant ranimée, le pouls redevenu plus fort, et le reste des symptômes ne s'amendant pas, de nouvelles sangsues furent appliquées au cou, l'émétique fut réitéré deux fois, des sinapismes ou des bains de pieds irritans, des lavemens avec l'assa-fœtida furent aussi mis en usage, tour à tour ou simultanément. L'enfant prit alternativement de la potion anti-spasmodique, n° 7, et du julep expectorant, n° 6. Les lavemens irritans et purgatifs ne furent pas non plus négligés ; et soit par une nouvelle atteinte portée sur les forces de la malade, soit autrement, il se manifesta une apparence de mieux remarquable pendant plusieurs heures de suite ; mais l'assoupissement plus prolongé ne me laissait point partager les espérances de la mère, qui crut son enfant en voie de guérison ; et quoique je la prévinsse expressément de mon peu d'espoir, elle se permit de lui donner quelques légers alimens : et soit cela, soit par les désordres déjà existans, ce qui est plus probable encore que le contre-temps des alimens, tous les symptômes se renouvelèrent. La gêne de la respiration était fort grande, la toux très-sèche, la voix nulle, le bruit de l'air par le conduit aérien semblable à celui que produit un tuyau sec et fêlé; le pouls devenait petit et vermiculaire, intermittent; les paupières ne se fermaient plus totalement, en sorte qu'elles laissaient à découvert une partie du blanc des yeux. *Mauvais signe !* Je redoublai d'attention, mais tout fut inutile; l'enfant mourut pendant la nuit du septième au huitième jour de l'invasion de la maladie.

J'avais proposé une consultation, mais elle ne fut pas acceptée; cependant, plus tard, on fit venir clandestinement *M. Deguise*, qui me parut s'être borné à tout approuver sans rien proposer de nouveau. — Je n'ai pas besoin d'observer que cette enfant fut victime de l'impossibilité où se trouva sa mère de pouvoir discerner les symptômes propres au croup, pour lui faire donner les soins convenables en temps opportun.

FIN.

De l'Imprimerie de FEUGUERAY, rue du Cloître-Saint-Benoît, no 4.